Hallo jongens, je moet weten wat het ketogene dieet is, of je nu aan de slag wilt of het al een hele tijd met succes doet, ik ga je de feiten geven. Ik ga je de literatuur geven en alles opsplitsen.

Nu, wat is het ketogene dieet? Nu is het ketogeen dieet een duurzame, plezierige, vetrijke, matige proteïne en koolhydraatarme levensstijl, eerlijk gezegd, gebaseerd op evolutionaire logica en rigoureuze wetenschappelijke literatuur. Er is zoveel wetenschap dat het ketogene dieet ondersteunt, ik denk dat we er echt goed aan toe zijn als we kijken naar de algehele gezondheidseffecten en wat het gaat doen voor onze lichaamssamenstelling, en voor een groot aantal andere dingen. Maar voordat ik met het dieet inga, moeten we het hebben over waar het ketogene dieet over gaat, zoals wat zijn ketonen, oké, want het ketogene dieet gaat helemaal over het maken van ketonen. ketonen zijn beta-hydroxybutyraat en acetoacetaat en aceton. Nu je denkt dat het ver in het konijnenhol van de wetenschap zal gaan, ik ga niet eens in detail treden op die ketonlichamen, Ik wil alleen uitleggen dat dit de ketonen zijn die het lichaam aanmaakt. ketonen zijn in feite een vierde macrovoedingsstof. Oké, onze macrovoedingsstoffen waarvan we weten dat ze eiwitten, vetten en koolhydraten zijn. Maar ketonen zijn een soort wonderbaarlijke vierde macrovoedingsstof. Hoewel we het niet in de natuur vinden, maakt onze lever het aan, onze lever maakt deze hele afzonderlijke macrovoedingsstof aan die op een andere manier in het lichaam wordt behandeld dan eiwitten, vetten of koolhydraten. Dus we gaan uitzoeken waarom deze ketonen geweldig zijn, en waarom je ze nodig hebt en waarom je zoveel gewicht verliest door het keto-dieet. Hoewel we het niet in de natuur vinden, maakt onze lever het aan, onze lever maakt deze hele afzonderlijke macrovoedingsstof aan die op een andere manier in het lichaam wordt behandeld dan eiwitten, vetten of koolhydraten. Dus we gaan uitzoeken waarom deze ketonen geweldig zijn, en waarom je ze nodig hebt en waarom je zoveel gewicht verliest door het keto-dieet. Hoewel we het niet in de natuur vinden, maakt onze lever het aan, onze lever maakt deze hele afzonderlijke macrovoedingsstof aan die op een andere manier in het lichaam wordt behandeld dan eiwitten, vetten of koolhydraten. Dus we gaan uitzoeken waarom deze ketonen geweldig zijn, en waarom je ze nodig hebt en waarom je zoveel gewicht verliest door het keto-dieet.

Oké, laten we doorgaan en het opsplitsen. Waarom hebben we ketonen nodig? Zoals waarom creëert ons lichaam ze überhaupt? Het lijkt erop dat het niet alleen om gewicht te verliezen, toch?

Kijk, het komt erop neer dat onze hersenen zoveel energie uit ons lichaam halen, we realiseren ons niet dat dit kleine brein van twee tot drie pond in ons hoofd ongeveer 25% van onze dagelijkse energiebehoefte verbruikt. Dat kost veel energie. En het gekke is dat mensen dit niet beseffen, maar de hersenen werken eigenlijk voornamelijk op glucose, oké. Dus wat dat betekent is dat wanneer we in periodes van honger zijn, of wanneer we om welke reden dan ook geen koolhydraten kunnen krijgen, vanuit een evolutionair standpunt, dit de hele tijd zou gebeuren, het zou betekenen dat het lichaam zou moeten beginnen te breken onze eiwitten in onze spieren en gewrichten naar beneden om glucose te creëren om onze veeleisende hersenen van brandstof te voorzien. Laat me nu de logica zien dat dit een efficiënt proces is. Waarom zou ons lichaam al zijn eigen weefsel willen opofferen alleen om de hersenen van brandstof te voorzien? s waar ketonen binnenkomen. Dus het lichaam heeft een mechanisme waarbij het zegt: oh, als er geen koolhydraten zijn, en we verschuiven de brandstofbron naar ketonen, begint de lever ketonen te maken, wat toevallig de hersenen van brandstof voorziet en het lichaam perfect van brandstof voorziet , zo niet beter dan glucose. Dus dat is hoe dit allemaal in vergelijking komt. Het is gewoon dat het een evolutionair logisch iets is. Maar het heeft ook meer te maken met alleen een verbeterde metabolische gezondheid. Daarom zijn ketonen zo belangrijk en hebben we ze eigenlijk. Maar hoe zorgen deze ketonen ervoor dat we afvallen? Hoe beïnvloeden ze ons daar? Ten eerste dwingt alleen al het ketogeen dieet ons om vetten als brandstof te gebruiken, oké, we hebben altijd een soort barrière tussen ons, juist met koolhydraten. Terwijl als ons lichaam vetten leert gebruiken, omdat we ' Als we een ketogeen dieet volgen, beginnen de celweefsels dat vet daadwerkelijk te metaboliseren als brandstof, waardoor we erg mager kunnen blijven omdat het vet op ons lichaam een fervente brandstofbron wordt, toch? Het andere is dat het de insuline verlaagt. Insuline is een vetopslaghormoon, ondanks wat sommige mensen zullen zeggen, is insuline het absorberende hormoon. En als insuline hoog in het bloed zit, of zelfs geactiveerd is, gaan we het opslaan. Dus als de insuline laag is, omdat we het ketogeen dieet volgen, zitten we op een goede plek. En we slaan veel minder snel vet op, zelfs als we het op dat moment niet actief verbranden. Insuline is een vetopslaghormoon, ondanks wat sommige mensen zullen zeggen, is insuline het absorberende hormoon. En als insuline hoog in het bloed zit, of zelfs geactiveerd is, gaan we het opslaan. Dus als de insuline laag is, omdat we het ketogeen dieet volgen, zitten we op een goede plek. En we slaan veel minder vet op, zelfs als we het op dat moment niet actief verbranden. Insuline is een vetopslaghormoon, ondanks wat sommige mensen zullen zeggen, is insuline het absorberende hormoon. En als insuline hoog in het bloed zit, of zelfs geactiveerd is, gaan we het opslaan. Dus als de insuline laag is, omdat we het ketogeen dieet volgen, zitten we op een goede plek. En we slaan veel minder snel vet op, zelfs als we het op dat moment niet actief verbranden.

Laten we dit nu ondersteunen met wat onderzoek, want dat is gewoon een beetje hoe ik rol. Er is een studie die werd gepubliceerd in het tijdschrift Limits, waarin 40 personen werden onderzocht en ze op een vetrijk koolhydraatarm ketogeen dieet of een koolhydraatarm, vetarm dieet, oké, en het meet ze gedurende ongeveer 12 weken en het wilde een paar verschillende dingen bekijken. Maar wat ze eigenlijk deden, was dat ze de keto-groep namen en ze zeiden: oké, eet zoveel je wilt en ze eindigden met ongeveer 1500 calorieën omdat het keto-dieet zo verzadigend is, dus de keto-dieetgroep at ongeveer 1500 calorieën. En dan de groep met veel koolhydraten, ze lieten ze calorieën matchen met de keto-groep. Dus ze werden vergeleken met ongeveer 1500 calorieën. Dus aan het eind van de dag het was calorieën en ze aten allebei evenveel calorieën, ze lieten het keto-dieet gewoon de weg banen. Wat ze aan het einde van deze studie ontdekten, is ronduit krankzinnig. De keto-dieetgroep, hoewel ze dezelfde hoeveelheid calorieën aten als de andere groep, verloren twee keer zoveel gewicht, oké, niet slechts een paar kilo twee keer zoveel gewicht, oké, ze hadden ook verbeteringen in hun algehele lipidenprofiel, ze hadden een afname van hun triglycerideniveaus, veel positieve dingen. Nu zal ik zeggen dat hun LDL is toegenomen. Maar dat is niet altijd een slechte zaak. Omdat het zeer kleine deeltje LDL, dat is het slechte LDL, was daar een afname in. Dus ze hadden eigenlijk een verbetering, hun algehele totale lipidenprofiel. Nu, dat is een coole studie. Maar daar' s een nieuw Harvard-onderzoek dat me absoluut wegblies toen ik het las. Dit zijn nieuwe dingen. Dus nu deel ik het met jou. En deze informatie een beetje verspreiden. Hierbij werden 162 mensen bekeken, verdeeld over drie groepen. En deze drie groepen aten allemaal 2000 calorieën om te beginnen. Ze hadden een groep met veel koolhydraten en weinig vet. Ze hadden een groep met matige koolhydraten, matig vet en matige eiwitten, een soort standaarddieet. En toen hadden ze een ketogeen dieet met weinig koolhydraten, opnieuw begonnen ze allemaal met 2000 calorieën. En dit is wat interessant is aan deze studie, oké, het was niet alleen erg gecontroleerd, maar in plaats van alleen te zien hoeveel gewicht ze zouden verliezen, wilden ze zien of het metabolisme zou verbeteren. Dus wat ze deden, is dat ze zeiden: oké, we willen dat je je gewicht gedurende 20 weken behoudt met deze diëten. Ik deel het met jou. En deze informatie een beetje verspreiden. Hierbij werden 162 mensen bekeken, verdeeld over drie groepen. En deze drie groepen aten allemaal 2000 calorieën om te beginnen. Ze hadden een groep met veel koolhydraten en weinig vet. Ze hadden een groep met matige koolhydraten, matig vet en matige eiwitten, een soort standaarddieet. En toen hadden ze een ketogeen dieet met weinig koolhydraten, opnieuw begonnen ze allemaal met 2000 calorieën. En hier is wat interessant is aan deze studie, oké, het was niet alleen erg gecontroleerd, maar in plaats van alleen maar te zien hoeveel gewicht ze zouden verliezen, wilden ze zien of het metabolisme zou verbeteren. Dus wat ze deden, is dat ze zeiden: oké, we willen dat je je gewicht gedurende 20 weken behoudt met deze diëten. Ik deel het met jou. En deze informatie een beetje verspreiden. Hierbij werden 162 mensen bekeken, verdeeld over drie groepen. En deze drie groepen aten allemaal 2000 calorieën om te beginnen. Ze hadden een groep met veel koolhydraten en weinig vet. Ze hadden een groep met matige koolhydraten, matig vet en matige eiwitten, een soort standaarddieet. En toen hadden ze een ketogeen dieet met weinig koolhydraten, opnieuw begonnen ze allemaal met 2000 calorieën. En dit is wat interessant is aan deze studie, oké, het was niet alleen erg gecontroleerd, maar in plaats van alleen te zien hoeveel gewicht ze zouden verliezen, wilden ze zien of het metabolisme zou verbeteren. Dus wat ze deden, is dat ze zeiden: oké, we willen dat je je gewicht gedurende 20 weken behoudt met deze diëten. En deze drie groepen aten allemaal 2000 calorieën om te beginnen. Ze hadden een groep met veel koolhydraten en weinig vet. Ze hadden een groep met matige koolhydraten, matig vet en matige eiwitten, een soort standaarddieet. En toen hadden ze een ketogeen dieet met weinig koolhydraten, opnieuw begonnen ze allemaal met 2000 calorieën. En dit is wat interessant is aan deze studie, oké, het was niet alleen erg gecontroleerd, maar in plaats van alleen te zien hoeveel gewicht ze zouden verliezen, wilden ze zien of het metabolisme zou verbeteren. Dus wat ze deden, is dat ze zeiden: oké, we willen dat je je gewicht gedurende 20 weken behoudt met deze diëten. En deze drie groepen aten allemaal 2000 calorieën om te beginnen. Ze hadden een groep met veel koolhydraten en weinig vet. Ze hadden een groep met matige koolhydraten, matig vet en matige eiwitten, een soort standaarddieet. En toen hadden ze een ketogeen dieet met weinig koolhydraten, opnieuw begonnen ze allemaal met 2000 calorieën. En dit is wat interessant is aan deze studie, oké, het was niet alleen erg gecontroleerd, maar in plaats van alleen te zien hoeveel gewicht ze zouden verliezen, wilden ze zien of het metabolisme zou verbeteren. Dus wat ze deden, is dat ze zeiden: oké, we willen dat je je gewicht gedurende 20 weken behoudt met deze diëten. oké, het was niet alleen erg gecontroleerd, maar in plaats van alleen maar te zien hoeveel gewicht ze zouden verliezen, wilden ze zien of de stofwisseling zou verbeteren. Dus wat ze deden, is dat ze zeiden: oké, we willen dat je je gewicht gedurende 20 weken behoudt met deze diëten. oké, het was niet alleen erg gecontroleerd, maar in plaats van alleen maar te zien hoeveel gewicht ze zouden verliezen, wilden ze zien of de stofwisseling zou verbeteren. Dus wat ze deden, is dat ze zeiden: oké, we willen dat je je gewicht gedurende 20 weken behoudt met deze diëten.

Dus we gaan je precies geven wat er moet worden gevoerd om op gewicht te blijven. In feite proberen ze te zien of het metabolisme sneller is geworden, een van die wilde. Aan het einde van 20 weken moesten ze de ketogene dieetgroep-mensen 209 meer calorieën geven dan toen ze begonnen en veel meer dan de andere groepen, wat aantoont dat het ketogene dieet het metabolisme zo stimuleerde dat zelfs voor deze proefpersonen op gewicht bleef , moesten ze meer dan 200 calorieën meer eten dan voorheen. Dus ze werden overgeschakeld op een keto-dieet en plotseling verbrandden hun lichamen meer brandstof, mooi gesneden en droog toch? Dus dat roept de vraag op, oké, alsof ik het keto-dieet wil volgen. Wat kan ik eten? Oke. Het punt is dat er veel verschillende dingen zijn die je zou kunnen eten.

Maar wat belangrijk is, is dat u de basis ervan kent. Vlees, je kunt vlees eten, je kunt met gras gevoederd gras eten, klaar rundvlees, oké, je kunt je varkensvlees van goede kwaliteit eten, je kunt je varkenskarbonades van goede kwaliteit eten, je kunt je spek van goede kwaliteit eten, je kunt vlees eten , je kunt wild eten, je kunt gevogelte eten, dus kip, kalkoen, al dat spul is goed om te gaan. Je kunt een duif eten als je dat wilt. Dan gaan we naar enkele van de andere. We hebben eieren, je kunt eieren eten en je hoeft je geen zorgen te maken over het cholesterol, want eerlijk gezegd heeft je lichaam het cholesterol nodig, vooral voor het ketogene dieet, kazen, raad eens, bijna alle kazen zijn eerlijk. Nu ben ik kritisch over sommige kazen, want als je door het ketogene konijnenhol komt, denk ik dat je waarschijnlijk moet letten op het eten van schonere kazen, maar voor alle doeleinden is kaas goed om te gaan. Misschien geen smeltkaas, maar geniet ervan. Oké, kokosnoot, tonnen en tonnen kokos. Een van de beste bronnen van triglyceriden met middellange ketens en goede gezonde vetten die u mogelijk kunt krijgen. Dus ik raad ten zeerste aan om veel kokosnoot te eten Oké, noten, eerlijk gezegd, sommige bevatten meer koolhydraten en andere, maar nogmaals, voor de meeste kun je alle noten eten. Oké, je kunt walnoten eten, je kunt pecannoten, amandelen eten, cashewnoten zijn mijn persoonlijke favorieten, macadamianoten, deze zijn allemaal goed om te gaan. Als het nu om zaden gaat, kun je ook van je zaden genieten. Dus dat betekent dat je chiazaadjes kunt hebben. Je kunt je lijnzaad hebben, je kunt puppy's krijgen, je kunt zonnebloempitten hebben, en je bent klaar om te gaan. Oké, groenten. Alleen omdat je geen koolhydraten binnenkrijgt, Ik wil niet zeggen dat je geen groenten kunt eten, oké, er zijn er die je niet zou moeten hebben en je zou geen groenten met veel suiker moeten hebben, zoals paprika of zo, maar alle bladgroenten zijn goed om te gebruiken, zelfs de zetmeelrijke groenten zoals veel pompoenen en dat soort dingen. Je kunt spaghettipompoen courgette eten, of je kunt veel van deze groenten eten en het leuke is dat je noedels kunt maken met courgette, dus je hebt noedels en je kunt lasagne maken van courgette alsof je de courgette lekker kunt snijden, er zijn er zoveel dingen in zoveel recepten en nogmaals, dan denken oliën bij mensen dat olie gewoon canola-olie is. Je hebt zoveel verschillende opties: kokosolie, palmolie, avocado-olie, macadamia-notenolie, walnotenolie, zoveel verschillende keuzes. Geloof me, je zult nooit het slachtoffer worden van niet genoeg eten, alsof er genoeg te eten is. Nu zal ik zeggen met het vlees. Het enige waar u op wilt letten, is dat uw systeem schoon is met een keto-dieet. U wilt er dus zeker van zijn dat u gras krijgt dat met gras wordt gevoerd. draai een paar extra dollars en krijg de goede dingen.

Dus laten we nu doorgaan en praten over of het moeilijk is of niet. Oké, omdat je je misschien afvraagt, oké, dit klinkt geweldig. En het klinkt alsof er veel voedselopties zijn, maar is het moeilijk? Kom ik veel hindernissen tegen en spring ik graag over een aantal hindernissen. Eerlijk gezegd, met elke verandering van dieet, zul je een zekere mate van aanpassing hebben, juist, het zal in het begin een beetje moeilijk zijn voor je lichaam om zich gewoon aan te passen. Maar ik zal zeggen dat uit de lopende gegevens van de Verta Health Study, een zeer bekende en zeer goed aangeschreven, lopende studie is gebleken dat niet alleen het ketogene dieet diabetes type 2 omkeert, maar ook een succes- en retentiepercentage van 74%. na twee jaar is dat hoger dan al het andere in de wereld van diëten. Dus dat retentiepercentage, dat slagingspercentage, mensen zijn nog steeds gelukkig na twee jaar van deze levensstijl te hebben gegeten, omdat ze niet het gevoel hebben dat ze iets tekort komen. Het is zo geweldig. Dit is misschien een leuke tijd voor mij om het echt te noemen, voor het geval je niet wist dat ik eerder 280 pond was. Oké, ik ben 100 kilo afgevallen door het ketogene dieet te gebruiken en door periodiek vasten te gebruiken als je mijn verhaal niet kent, want ik praat er niet overal over. Ik pronk er niet de hele tijd mee, toch? Ik zwaai er niet mee in het bijzijn van mensen, want dat is niet wie ik vandaag ben. gebruik maken van het ketogene dieet en het gebruik van intermitterend vasten als je mijn verhaal niet kent, want ik praat het niet overal. Ik pronk er niet de hele tijd mee, toch? Ik zwaai er niet mee in het bijzijn van mensen, want dat is niet wie ik vandaag ben.

gebruik maken van het ketogene dieet en het gebruik van intermitterend vasten als je mijn verhaal niet kent, want ik praat het niet overal. Ik pronk er niet altijd mee, toch? Ik zwaai er niet mee in het bijzijn van mensen, want dat is niet wie ik vandaag ben.

Maar de waarheid is dat ik veel ben afgevallen. En ik ben veel dank verschuldigd aan het ketogene dieet. En het heeft een groot verschil gemaakt in mijn leven. En ik deel die informatie graag. En sommige mensen kunnen dit boek lezen en zeggen: dit is zo eenzijdig voor het ketogene dieet. Misschien wel, maar ik kijk ook naar het onderzoek, maar ik kijk ook naar mijn eigen persoonlijke ervaring. Het is dus een goed moment om dat te vermelden.

Oké, laten we eens heel snel kijken naar keto-aanpassing, we vragen ons misschien af wat keto-aanpassing is, dat is een tijdsperiode die je cellen nodig hebben om te wennen aan het gebruik van vet als brandstof. Het varieert dus, het kan 10 dagen tot wel drie maanden duren voordat je echt begint met wennen. Maar studies hebben aangetoond dat de keto-aanpassingsfase eigenlijk jaren doorgaat, wat betekent dat je steeds efficiënter wordt in het gebruik van ketonen. Dus het is alsof het alleen maar beter en beter wordt. Ik doe al bijna negen jaar keto. En ik ontdek nog steeds meer efficiëntie en alsof ik steeds scherper, schoner en slanker word. Elke beurt Het is echt verbazingwekkend. Dus een ding dat je moet weten, is dat de mitochondriën, waar energie in het lichaam wordt geproduceerd, door wat bio-genese wordt genoemd, mitochondriale biogenese. Dus mitochondriën sterven af, en dan ontstaan er nieuwe mitochondriën. Het kost dus tijd voor elke generatie mitochondriën om de aanpassing langzaam door te voeren. Het is dus aangetoond dat het ongeveer 10,12 weken duurt voordat de mitochondriën die affiniteit voor vetten beginnen te ontwikkelen. Dus wat ik hier zeg, is dat je jezelf minstens 10 tot 12 weken moet gunnen voordat je je echt heel goed voelt op keto, de eerste paar weken voel je je misschien een beetje lusteloos. Het is een soort keto-griep-spul, waarbij je lichaam alleen maar je mineralen aanpast. Blijf daar gewoon hangen, wat leidt me naar het volgende deel, om aan de slag te gaan, zoals hoe begin je eraan? Het kost dus tijd voor elke generatie mitochondriën om de aanpassing langzaam door te voeren. Het is dus aangetoond dat het waarschijnlijk ongeveer 10,12 weken duurt voordat de mitochondriën die affiniteit voor vetten beginnen te ontwikkelen. Dus wat ik hier zeg, is dat je jezelf minstens 10 tot 12 weken moet gunnen voordat je je echt heel goed voelt op keto, de eerste paar weken voel je je misschien een beetje lusteloos. Het is een soort keto-griep-spul, waarbij je lichaam alleen maar je mineralen aanpast. Blijf daar gewoon hangen, wat leidt me naar het volgende deel, om aan de slag te gaan, zoals hoe begin je eraan? Het kost dus tijd voor elke generatie mitochondriën om de aanpassing langzaam door te voeren. Het is dus aangetoond dat het waarschijnlijk ongeveer 10,12 weken duurt voordat de mitochondriën die affiniteit voor vetten beginnen te ontwikkelen. Dus wat ik hier zeg, is dat je jezelf minstens 10 tot 12 weken moet gunnen voordat je je echt heel goed voelt op keto, de eerste paar weken voel je je misschien een beetje lusteloos. Het is een soort keto-griep-spul, waarbij je lichaam alleen maar je mineralen aanpast. Blijf daar gewoon hangen, wat leidt me naar het volgende deel, om aan de slag te gaan, zoals hoe begin je eraan? Ik zeg hier dat je jezelf minstens 10 tot 12 weken moet gunnen voordat je je echt, heel goed voelt met keto, de eerste paar weken voel je je misschien een beetje lusteloos. Het is een soort keto-griep-spul, waarbij je lichaam alleen maar je mineralen aanpast. Blijf daar gewoon hangen, wat leidt me naar het volgende deel, om aan de slag te gaan, zoals hoe begin je eraan? Ik zeg hier dat je jezelf minstens 10 tot 12 weken moet gunnen voordat je je echt heel goed voelt op keto, de eerste paar weken voel je je misschien een beetje lusteloos. Het is een soort keto-griep-spul, waarbij je lichaam alleen maar je mineralen aanpast. Blijf daar gewoon hangen, wat leidt me naar het volgende deel, om aan de slag te gaan, zoals hoe begin je eraan?

En nu lees je het en wil je beginnen met het keto-dieet. Wat zal ik doen? Het eerste waarnaar u moet verwijzen, zijn alleen de eenvoudige macro's die u moet volgen. Oké, dat wordt 75% vet, 20% eiwitcalorieën en 5% koolhydraten, geven of nemen. Dat is gewoon een ruw idee, toch?

Oké, dus het is heel erg belangrijk, alleen dat je leert hoe je het goed moet doen. Dus je hebt het meeste succes, niets wat je wilt doen en je wilt je ketonen volgen, tenminste als je begint. U kunt de urinestrips gebruiken, maar het probleem met de urinestrips is dat ze overtollige ketonen meten, ze meten niet wat uw lichaam daadwerkelijk gebruikt. Dus ik raad aan om bloedtesten te gebruiken, ik weet dat je in je vinger moet prikken, je hoeft het niet te doen, maar doe het gewoon een tijdje totdat je beseft wat voor soort dingen je kunt wegkomen met eten, omdat sommige mensen dat wel kunnen eet meer koolhydraten en anderen sommige mensen dit en dat. Je wilt gewoon je goede plek vinden. Oké, de macro's die ik heb opgesteld, dat is een beetje mijn goede plek, en het is voor veel andere mensen, maar je moet je eigen goede plek vinden. Dus buiten het afvallen, zijn er andere voordelen, zoals wat zijn de dingen die we kunnen verwachten met het ketogene dieet? Nou, de eerste is dat je de onbedwingbare trek gaat bestrijden. Dus of je nu met je gewicht worstelt of niet, als je iemand bent die te maken heeft met onbedwingbare trek, dan wil je waarschijnlijk het keto-dieet proberen, zodat je er niet meer mee te maken hebt.

Nummer twee energie. Oké, dus ik ben al afgevallen. Persoonlijk blijf ik keto doen, omdat ik van de cognitieve energie hou. Ik hou van de energie die ik hier krijg. Maar ik hou van de fysieke energie, ik heb het gevoel dat ik elke dag een marathon kan lopen. Niet dat ik dat zou doen, alsof ik de energie heb om om 04.35 uur te trainen. Ik had dat bijvoorbeeld niet eerder, vooral niet als ik te zwaar was. Oké, dan drie, de omkering van diabetes. Nu, ik ben voorzichtig te zeggen dat het diabetes kan omkeren. Dat is een nogal bizarre bewering, Ik zou zeggen, weet je, gewoon voor mij om te zeggen, maar de onderzoeken zeggen wel dat ze bewijs hadden gezien van het omkeren van diabetes, allemaal vanwege de regulering van insuline. Dus dat is een krachtig iets. Er is zelfs een studie gepubliceerd over de grenzen van de endocrinologie die aantoonde dat diabetici die het ketogeen dieet volgden, uiteindelijk een afname van 81% hadden in de totale hoeveelheid insuline die ze moesten innemen. insuline medicatie. Zulke krachtige effecten die opnieuw worden aangetoond in goede wetenschappelijke literatuur. En dan is er ook bewijs dat aantoont dat het goed is voor hartaandoeningen, degenen die hadden gedacht dat het eten van kaas en spek en eieren goed zou zijn voor hartaandoeningen, toch? Nou, het heeft allemaal te maken met een ontsteking. Als we dat niet doen Als je geen ontsteking hebt van alle suiker en koolhydraten, werken onze bloedvaten beter en functioneren onze cellen beter. Maar we verbeteren ook ons vloeistofprofiel. Onthoud dat we onze triglyceriden verminderen. En zelfs als het cholesterol stijgt, verminderen we de soorten cholesterol, niet alleen LDL, maar dat specifieke LDL dat niet wordt gemeten in een algemeen vloeistofprofiel, dat eigenlijk slecht is voor ons hart.

Dus ik bedoel, praten over een verbetering in je leven, misschien kun je het brood niet eten, maar als je echt, weet je, dingen kunt onthouden en onthouden wat je hebt gegeten, dan denk ik dat dat een grote overwinning is, toch?

Er is veel keto-informatie beschikbaar. Dus ik wilde doorgaan en iets eenvoudigs maken voor een keto-maaltijdplan voor beginners, iets dat de principes die ik toepas als het gaat om de ketogene levensstijl, meeneemt in een heel eenvoudig maaltijdplan dat je kunt volgen. Dit geeft je niet veel verschillende variëteiten en zal je niet veel verschillende opties geven voor elke individuele maaltijd.

Maar als je aan de slag wilt met keto, en je weet echt niet waar je heen moet, dan wordt dit een geweldige plek om te beginnen. Dus ik ga een deel van het waarom opsplitsen. Maar ik ga ook de wetenschap afbreken en ik ga afbreken wat je zou moeten doen en een beetje meer van je timing naast je gewoon vertellen wat je moet eten, dus het ' Het zal behoorlijk diepgaand zijn, maar je zult hebben wat je nodig hebt en je hebt niet de basis om vandaag te beginnen. Een ding om op te merken met dit boek, dit boek is alleen voor informatieve doeleinden wanneer ik iets plaats dat begint te praten over iets meer specifieke bedragen, het is belangrijk dat je weet dat dit breed is en alleen voor algemene doeleinden. U kunt dit dus aanpassen als u dat nodig heeft, dit is voor niemand een bedoeld dieet. Het is bedoeld om u een basislijn en een basis te geven, zodat u begrijpt hoe een maaltijdplan voor beginners eruit zou zien op keto. Oké, laten we doorgaan en er meteen in duiken. Dus er zijn een paar dingen die ik wil neerleggen als basis. Ten eerste, als je net met de keto bent begonnen, zijn dit belangrijke dingen waarvan je weet. Oké, allereerst, don ' maak je geen zorgen over het meten van je ketonen. Als u net begint, hoeft u zich er geen zorgen over te maken. Eerlijk gezegd, naarmate je verder en verder in de keto-trein komt, kun je je er zorgen over gaan maken. Maar nu wil ik dat je je gewoon op het eten concentreert, oké, het maakt nu niet veel uit. Ten tweede, keto-griep, als u net begint met keto, kunt u de keto-griep krijgen. Dat alles is een verstoorde elektrolytenbalans. Voor het grootste deel zullen mensen een aantal konijnenholen ingaan en het meer diepgaand uitleggen. Maar het is een feit, het is simpel, het zijn echt je elektrolyten die uit de klap raken, want als je lichaam zich aanpast aan minder koolhydraten, hebben je nieren de neiging om extra water af te voeren. Dus je wordt natriumtekort, je krijgt een beetje magnesiumtekort en je voelt je wankel en je voelt je vermoeid. Simpele manier om dat te bestrijden, meer zout toevoegen, daar zullen we het later over hebben. Overdrijf de vetten niet, veel mensen zullen je vertellen wanneer je voor het eerst een keto-dieet begint, om gewoon wild te worden van de vetten. Eerlijk gezegd is dat een snelle manier om aan te komen. Dus laten we ons daar geen zorgen over maken. Ik wil dat je volgt wat ik hier heb neergelegd, het geeft je de perfecte verhoudingen, het geeft je mijn hele formule. Oké, maak je dan geen zorgen over te veel proteïne, oké? Alleen in specifieke omstandigheden hoef je je zorgen te maken over te veel proteïne, oké, daar gaan we ons als beginners geen zorgen over maken, we gaan ons geen zorgen maken over de situaties. Het is oké om de proteïne te hebben en ik leg het hier voor je klaar. Nu ga je hier enkele veelvoorkomende thema's bij zien, dat ga je daar zien ' is hier geen zuivel. Waarom? Omdat ik wil dat je keto leert kennen in wat ik beschouw als een ontstekingsremmende toestand. Ik wil dat je op een schone manier met keto begint. We doen hier geen vuile keto. Dit is wat ik zou zeggen dat het een goed protocol is om in zo kort mogelijke tijd optimale resultaten uit het ketogene dieet te halen. Dus laten we meteen aan het ontbijt beginnen. Ontbijt, ik ga je vetste maaltijd van de dag krijgen, ik laat het je vetste maaltijd van de dag zijn, want geloof het of niet, je lichaam heeft de neiging om 's ochtends minder vet op te slaan. En het doet dit omdat uw vetcellen 's ochtends een beetje meer insulineresistent zijn en uw spiercellen insulinegevoelig zijn. Dus 's ochtends heb je minder kans om vet dat je consumeert op te slaan als vet. Dus laten we lekker en vetrijk ontbijten. Het' een geweldige manier om onze keto-reis te beginnen. Dus ik wil dat je een heel ei plus twee dooiers doet. Oké, de reden dat we er twee dooiers in doen, is twee tot drie dooiers, afhankelijk van de grootte kun je twee tot drie gebruiken. Oké, we willen meer vet uit de dooier. We willen niet per se het extra eiwit en het ontstekingselement van het wit. Oké, neem dus één ei en voeg twee tot drie extra dooiers toe. Je kunt het album aan de honden geven en het is eigenlijk best goed voor ze. Oké, dan wil ik vier plakjes kalkoenbacon, je kunt gewoon spek doen, als je bacon van goede kwaliteit kunt bemachtigen, maar ik zeg dit voor de algemene massa als beginner. Als je met kalkoenbacon gaat, is het over het algemeen een beetje schoner. Oké, dus ga ervoor. Dan wil ik dat je een ons pili-noten of walnoten toevoegt. Pili-noten zijn zeer vetrijk en super koolhydraatarm en walnoten zijn ook van hoge kwaliteit en ze bevatten veel omega-drie. Maar het belangrijkste is dat geen van deze noten een hoog gehalte aan fytaten bevat, dat daar niet in detail zal worden besproken. Maar in wezen kunnen fytaten de absorptie en de mineralisatie van dingen verstoren. Dus laten we doorgaan en pili-noten of walnoten laten staan en het maakt niet uit of ze geroosterd of rauw zijn. In dit geval wil ik dat je doorgaat als je koffie hebt. Dit is optioneel, neem een kopje koffie maar neem drie eetlepels kokoscrème. Dat is de vetrijke kokosmelk die je uit een blikje haalt. Ik wil niet dat je hier de helft en de helft gebruikt als je een vervanger hebt, zoals twee eetlepels slagroom. Gebruik niet de helft en de helft. Er zit meer melk in en is meer ontstekingsremmend dan de room zelf, omdat room meer alleen het vet is, maar ik gebruik liever alleen een kokosnoot uit blik. Het bevat veel vet en is van veel betere kwaliteit. Nu optioneel, het wordt 250 milligram magnesium. Oké, dus dat helpt je gewoon om in balans te blijven. Je weet dat je je zorgen moet maken over die 250 milligram magnesium, koop er gewoon wat op Amazon. Oké, dus dit ontbijt bestaat uit vier tot acht gram koolhydraten, 45 gram vet en tussen de vier en 500 calorieën in totaal. Dus over het algemeen hebben we het hier over een basisdieet van 2000 calorieën, of dus dacht ik dat 2000 calorieën een geweldige plek is om een soort basis te vinden. Dus we zitten ongeveer 1800 tot 2000 calorieën met dit maaltijdplan, geef of neem ruwe schattingen. Nogmaals, het is om u op weg te helpen. Het is niet om superkritisch te zijn. Oke, haat me alsjeblieft niet. Oké, dus dan gaan we door naar de volgende periode waar ik het wil uitleggen, niet snacken. Wat echt belangrijk is tussen de maaltijden door met keto, is niet om te snacken. Elke keer dat we eten, of we nu koolhydraten eten, of het nu om vetten gaat of om eiwitten, we hebben een insulinepiek als we eten, hoe klein ook, maar die insulinepiek schakelt de glucagon uit. En dat glucagon is wat cyclisch adenosinemonofosfaat aanzet, waardoor we vet kunnen verbranden. Als we glucagon niet hebben geactiveerd, verbranden we geen vet tussen onze maaltijden door. Dus onthoud, we vullen een pomp met ketose, we krijgen al het vet in ons systeem. Ons lichaam is dus gewend om vetten te gebruiken. En dan onthouden we onszelf een tijdje van vet, vetten en calorieën, zodat het lichaam geen andere keus heeft dan te proberen het uit je opgeslagen vet te verbranden. Als jij' Als u constant eet, heeft uw lichaam nooit de gelegenheid om het uit uw opgeslagen weefsel te halen. We moeten er dus voor zorgen dat we streng zijn en niet snacken, maar wat zout aan uw water toevoegen. Ik weet dat het gek klinkt, maar als je net begint, voeg dan wat zout toe aan je water tussen je maaltijden door. Alsof je een halve theelepel tot een halve theelepel per halve gallon gaat toevoegen. Dus reken daar een kwart theelepel voor een rechtbank. Wat interessant is, is dat het je niet alleen zal helpen met de keto-griep, maar het zal je ook helpen met iets dat je nst-receptoren wordt genoemd en we hebben draden die kruisen. Vaak als we hunkeren, vooral hunkeren naar snoep, verlangen we eigenlijk naar zout. En we hebben nst receptoren die hun signalen kruisen. Dus we snakken naar snoep maar echt ons lichaam wil zout. Dus het hebben van wat zout water helpt echt. Ja, en je hoeft het niet als een sprong te maken om het superzout te maken, het hoeft niet zout te smaken, voeg gewoon wat zout toe.

Ik wilde ook toevoegen: als het ontbijt niet iets is waar je van houdt, als je een persoon bent die veel onderweg is, is er een optie voor jou. Je kunt als alternatief keto-koffie gebruiken, zodat je het weet en je kunt er een beetje meer koffie van drinken, zoals acht tot twaalf ons, een eetlepel ghee, biologische ghee voor één tot twee eetlepels kokosolie. Oké, twee eetlepels van diezelfde kokoscrème uit het blik.

En dan zout want nogmaals, een klein beetje zout, we willen gewoon knijpen en dan optioneel een bolletje collageen. Oké, dit geeft je gewoon een beetje meer proteïne, geeft je een beetje meer substantie dat volledig optioneel is. Oké, laten we nu doorgaan en gaan lunchen. De lunch is een interessant spul. En hier is het ding met de lunch, we hebben eigenlijk de vetten verminderd. Onthoud hoe we bij het ontbijt de vetten erg hoog hielden omdat we de pomp aan het vullen waren.

En we hebben de flexibiliteit metabolisch met insulineresistentie om dit te doen. Welnu, met de lunch breng ik de vetten naar beneden zodat we ons lichaam aan vetten wennen, en nu trekken we het weg door het lichaam een beetje vetten te ontnemen, iets hoger eiwit te gaan, dus het lichaam heeft geen andere keus dan om vet uit het weefsel te trekken.

Oké, daar is een strategische reden voor. Ik noem het de proteïnesandwich-hypothese, maar het is complex. Oké, wat we willen is zes tot acht ons mager vlees. Bij voorkeur magere kip, oké, mager rood vlees zou oké zijn. Maar idealiter wil ik dat je hier magere kip hebt, oké, het is erg belangrijk dat je hem mager houdt, wat je ook kiest. Vier eetlepels guacamole. Wat we hier in wezen maken, is dat we een taco-salade of een burrito-kom maken. Oké, en geloof me, het smaakt goed.

Je zou naar Chipotle kunnen gaan en deze maaltijd kunnen bereiden. Dus als je onderweg bent, daarom heb ik het zo opgezet, want ik dacht dat als je onderweg bent, je deze maaltijd zou kunnen maken met vier eetlepels guacamole, of vier eetlepels gepureerde avocado, of dat zou ongeveer de helft van een avocado zijn. Middelgrote avocado als je de smaak van echte gwoc niet lekker vindt.

Voeg wat picota toe. Oh, wat salsa naar smaak. Dan ga je met twee eetlepels. Dit is hier wild, toch? Twee eetlepels magere Griekse yoghurt in plaats van zure room. Oké, zure room is iets minder gezond dan Griekse yoghurt die een beetje meer wordt gezeefd. En je denkt misschien dat ik hier gek op ben, maar Griekse yoghurt smaakt naar zure room als het in een taco-salade of burrito-kom zit. Geloof me, je zult het verschil niet weten.

Als je naar Chipotle gaat. Ik vind het goed dat je de zure room eet. Het is een kleine hoeveelheid zuivelproducten. Ik vind het goed. In dit geval is Griekse yoghurt natuurlijk ook zuivel, maar het is een beetje beter omdat je een beetje meer van het cultuureffect hebt.

Dan krijg je de gebakken fajita-groenten, luister hier heel aandachtig naar. Dus je krijgt deze, zoals uien en paprika's en dat soort dingen, allemaal gebakken in olie.

Als je dit thuis maakt, bak ze dan in kokosolie of palmolie. Palmolie heeft een aantal geweldige voordelen: palmitoleïnezuur dus echt goed spul. Dus palmolie of kokosolie. Wat echt belangrijk is als je uit eten gaat, trek de paprika eruit. Oké, de paprika's bevatten erg veel fructose.

Ze zijn een groente met veel koolhydraten en het zal je cijfers weggooien. Oké, dus we willen niet dat we 10 gram koolhydraten extra krijgen van alleen paprika's, maar we kunnen het nog steeds koken als we toch die paprikasmaak willen. Ik wil gewoon niet de suiker van de eigenlijke paprika's zelf. Oké, dan wil ik dat je wat greens toevoegt. Ik wil dat je wat broccoli toevoegt. Ik wil dat je iets aan de mix toevoegt, oké? Zelfs als het maar wat gebakken spinazie is, probeer er dan wat groenten in te krijgen. Als je het niet kunt, is het niet het einde van de wereld, ik zou er gewoon de voorkeur aan geven.

Dus deze maaltijd bevat ongeveer negen tot twaalf gram koolhydraten, ongeveer 20 gram vet en nogmaals vier tot 500 calorieën. Dus we zitten hier mooi, de meeste calorieën zijn in dit geval afkomstig van een toename van eiwitten, we zijn bijna het dubbele van de hoeveelheid eiwit bij de lunch, dan bij het ontbijt. Oké, dus tussen de lunch en het avondeten, is dit waar ik graag een beetje cafeïnevrije groene thee drink, omdat ik nog steeds een deel van het egcg-voordeel van groene thee krijg. Dat is de antioxidant en de catechines en groene thee, maar ik krijg het niet met de cafeïne. En het andere dat ik zal doen is dat ik een ACV-drankje laat drinken, appelciderazijndrank helpt bij de vertering.

Dus wat ik zal doen is ik neem 30 ons water, ik neem een beetje appelciderazijn, zoals twee eetlepels, ik doe een paar druppels stevia om het zoeter te maken, oké, en dan soms doe ik er een beetje gembersap of een klein beetje citroensap in en maak ik een lekker drankje, dat bijna op limonade lijkt. En het helpt me echt om een beetje monniksvrucht te verteren en een beetje stevia te doen om het zoeter te maken zoals je wilt. Het helpt echt en het helpt je weer door die lunchperiode of die periode tussen lunch en diner. Het is een heel belangrijke tijdsperiode dat je niet weer aan het snacken bent. Oké, wat ons naar het avondeten leidt. Bij het avondeten krijg je wat meer plezier. Oké, vier tot zes ons filet, neem een lekkere biefstuk, heb een New York een filet iets met een beetje meer vet, maar probeer in dit geval een ribeye te vermijden, want ik wil de superhoge vetten niet. Nogmaals, ik ben een grote fan van het enigszins onder controle houden van het vet.

Hier is het ding met een filet, het verschil tussen drie verschillende filets, je zult misschien een verschil hebben in drie tot vier gram vet per filet. Als je drie verschillende ribogen voor je krijgt, kan de ene 20 gram vet hebben, de andere 30 en de andere 40. Het hangt allemaal af van de marmering, het is te moeilijk om te bepalen hoeveel calorieën je krijgt als je beginnen eerst. Nogmaals, als je eenmaal bekend bent met keto, vind ik dit oké. Maar onthoud, we beginnen en ik wil dat u hier succes heeft. Gebruik die dus. En het leuke is dat je er echt zeker van wilt zijn dat je je concentreert op het krijgen van veel omega 3-vetten, oké, veel omega 3-rundvlees.

Dus wat dat betekent is grasgevoerd met gras afgewerkt vlees dat heel, heel, heel belangrijk is. Overtollige omega drie slaan niet op als vet dat ze als fosfolipide in lagen opslaan, ze ondersteunen ons membraan, zodat we te veel van die vetten kunnen eten en een beetje meer flexibiliteit hebben.

Oké, dus een slagerij is een vleesservice voor het bezorgen van maaltijden. Dus in wezen hebben ze met gras gevoerd met gras afgewerkt vlees dat ze bij je thuis bezorgen. En het is goedkoper dan wat u in de supermarkt zou betalen voor grasgevoerd grasafwerking. Dus echt spul van hoge kwaliteit met een hoog gehalte aan omega 3. Dus eerlijk gezegd niets te verliezen is goedkoper in de supermarkt.

Oké, het andere dat je kunt doen, is dat je zalm kunt eten, het is een goed moment om die omega drieën ook uit de zalmslagerbox te halen. Oké, dan wil ik dat je een kopje bloemkoolrijst of gepureerde bloemkool neemt en daar een eetlepel boter aan toevoegt of je kunt een paar eetlepels olie toevoegen, gewoon in het algemeen kokosolie palmolie.

De reden dat ik wil dat je bloemkoolrijst of bloemkoolpuree gebruikt, is omdat de kruisbloemige groenten een hoge mate van oestrogeenmodulatie-effecten in het lichaam hebben. Dus het zal je helpen wat van dat overtollige water te laten vallen als je voor het eerst met keto begint, je wilt dat water kwijt. Wacht, je wilt dat je lichaam mooi en schoon blijft. Je wilt niet veel ontstekingen, het zal goed werken, geloof me, dat een kopje rijstbloemkool klinkt als veel, maar het is niet zo veel. Zeker als je er een eetlepel boter op doet, smaakt het erg lekker. Oké, eetlepel boter, eetlepel ghee of een paar eetlepels olie. Een ding dat ik zou aanraden, als je van asperges houdt, asperges koken, het in kleine stukjes van een halve inch hakken en het door je rijst of je bloemkoolpuree mengen.

Wat je dan doet, is dat je het prebiotische vezeleffect van de asperges krijgt, het zal je helpen een beetje te verteren en het zal helpen om de darmbacteriën op te bouwen voor je nieuwe manier van eten. Elke keer dat je een nieuwe eetstijl begint, migreren en verschuiven je darmbacteriën en proberen ze zich aan te passen. Nu hielpen prebiotische vezels die in asperges en artisjok zitten, dat darmbacteriën hun meststof laten groeien. Dus zodra er nieuwe bacteriën binnenkomen, zal het het helpen groeien, het helpen bevruchten en het echt helpen ontwikkelen. Dus we willen dat en dat is echt heel krachtig daar en als je het erin mengt, smaakt het echt goed. Je kunt er van tevoren een heleboel van maken, voor de week. Dan wat extra vetten. Ik zeg meestal: voeg er 12-15 varkensvleesschillen aan toe, probeer het maar.

Wat ik niet wil dat je doet, is dat je binnen twee of drie weken een hekel krijgt aan het keto-dieet omdat je de crunch hebt gemist, je hebt het verlangen naar een crunch gemist, varkensvleesschillen zullen je daar helpen, of als je geen varkensvlees wilt eten schillen, doe een ons macadamia-noten. Dus hier kijken we naar 35 tot 40 gram vet, vijf gram koolhydraten en nogmaals, bijna 500 calorieën, we brachten het vet weer omhoog en we hebben het eiwit nog steeds behoorlijk hoog. Daarna gaan we naar een kleine snack voor het slapengaan, een kleine boom voor het slapengaan, en dit is gewoon een goede snack met veel vet. Het is iets dat ik heb bedacht, ik zou het bijna als mijn drankje claimen, omdat ik er al jaren over praat.

Ik noem het mijn chocolademousse, waar ik het opmaak met wat amandelmelk zal ik het in een seconde uitleggen. Dus eigenlijk neem ik 12 ons amandelmelk, en dan neem ik een paar eetlepels cacao, of cacau. ongezoet bakken cacao het poeder of gewoon een koe poeder rocken, meng het. Dan haal ik weer drie eetlepels van die kokoscrème uit het blik.

Het vetrijke spul, als je het in de koelkast zet en je opschept, moet het een vaste stof zijn. Als het vloeibaar blijft, heb je de verkeerde soort. Oké, het is het vetrijke spul. Dan wil ik twee eetlepels amandelboter erbij. Dus laten we daar geen seconde over praten over de drank, dan wil ik dat je dat allemaal door elkaar mixt en je voegt er wat stevia aan toe naar smaak. Ik heb de stevia daar niet vermeld omdat iedereen anders is met hoe zoet ze het willen. stevia monnik fruit maakt het een warme chocolademelk met een hoog vetgehalte. Het is geweldig, voegt een paar honderd calorieën toe en het is perfect.

Dan twee eetlepels amandelboter erbij, je vetrijke, lage proteïne vlak voor het slapengaan om je lever de brandstof te geven die hij nodig heeft om ketonen te blijven produceren. En voila, de volgende dag begin je opnieuw, snelle aanraking van supplementen.

Ik wil dit boek niet te zwaar maken op supplementen, simpelweg omdat het een konijnenhol is dat we zouden kunnen verslaan en een eeuwigheid zouden kunnen duren. Maar in wezen van de supplementen die u zou moeten nemen als u voor het eerst met een ketogeen dieet begint. Visolie, omega-drie van hoge kwaliteit, dezelfde reden waarom we vlees van hoge kwaliteit gebruiken, zoals we van butcherbox-co-enzym Q 10 zijn, helpt de mitochondriale functie. Costco heeft geweldige co q 10. Het is niet duur, haal ze gewoon op bij Costco en haal ze op Amazon.

Maak je geen zorgen, maak je geen zorgen over het type merk nu, we kunnen later weer in dat konijnenhol komen. Vitamine D3 is erg belangrijk voor het immuunsysteem. Dus ik zou zeggen dat ik je geen exacte doseringen kan vertellen. Maar dat zijn naast magnesium de drie dingen. Dus daar heb je het, jongens en meiden, het basisketo-maaltijdplan voor beginners, ik weet het opnieuw, ik geef je geen opties voor elke maaltijd, maar dit is hoe je begint.

En je kunt deze macronutriënten op zijn minst nemen en ze een beetje afbreken als dat nodig is. Maar als je dit als basis gebruikt, kom je in ketose terecht en zul je op een ontstekingsremmende manier succes hebben. En eerlijk gezegd denk ik dat jij er ook veel plezier aan zult beleven.